DE

LA DOUCHE LOCALE

A

SAINT-NECTAIRE-LE-BAS

PAR

Le Dr E. VERRIER DE VILLERS

Professeur libre de tokologie et de gynécologie
Ancien préparateur à la Faculté de Médecine de Paris
Membre titulaire de la Société d'Hydrologie médicale
Ancien médecin de S. A. S. le Prince de Monaco
Chevalier de l'Ordre de Saint-Grégoire-le-Grand
Lauréat de l'Académie de Médecine

CLERMONT-FERRAND

TYPOGRAPHIE ET LITHOGRAPHIE G. MONT-LOUIS

Rue Barbançon, 2

1884

DE

LA DOUCHE LOCALE

A

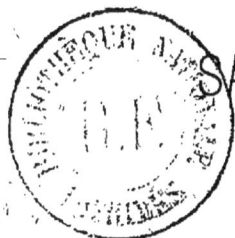

SAINT-NECTAIRE-LE-BAS

PAR

Le Dr E. VERRIER DE VILLERS

Professeur libre de tokologie et de gynécologie
Ancien préparateur à la Faculté de Médecine de Paris
Membre titulaire de la Société d'Hydrologie médicale
Ancien médecin de S. A. S. le Prince de Monaco
Chevalier de l'Ordre de Saint-Grégoire-le-Grand
Lauréat de l'Académie de Médecine

CLERMONT-FERRAND
TYPOGRAPHIE ET LITHOGRAPHIE G. MONT-LOUIS
Rue Barbançon, 2
1884

DE

LA DOUCHE LOCALE

A

SAINT-NECTAIRE-LE-BAS

~~~~~~~~~~

Dans la session de 1882-83, la Société d'hydrologie médicale de Paris avait mis à son ordre du jour la question *des douches locales dans les cures thermales.*

De nombreuses communications ont été faites sur ce sujet spécial, mais quelqu'intéressantes qu'elles eussent été, la question ne fut point résolue. Comment pouvait-elle l'être d'ailleurs par un travail général, aussi bien fait qu'il soit ? Ce travail, en effet, ne peut considérer chaque station en particulier, montrer la puissance et l'efficacité de la douche dans tel ou tel établissement, sa faiblesse ou sa nullité dans tel ou tel autre. Il faut tout d'abord que chaque médecin exerçant près d'une station où s'emploient les douches locales fasse connaître : 1° la technique de cette méthode balnéaire ; 2° les différentes appropriations de la douche locale et ses divers modes d'emploi ; 3° enfin ses effets médicaux ou thérapeutiques.

C'est alors seulement que, reprenant la question à un point de vue plus élevé, et tout à la fois plus synthétique, un auteur, plus autorisé que je ne le suis moi-même, en réunissant toutes les différentes monographies écrites sur la matière, pourra mettre en lumière les effets physiologiques de la douche, son opportunité dans la cure thermale, et, en général, ses indications précises et ses contre-indications formelles, comme le faisait judicieusement remarquer notre honorable collègue, M. le docteur Leudet, secrétaire général de la Société, dans son remarquable compte-rendu de la susdite session.

Parmi les mémoires lus en séance, un seul a répondu à l'idée que je me fais de ce travail préparatoire qui doit fournir les éléments de la question principale, c'est le mémoire de M. Tillot, intitulé : *De la douche locale à Luxeuil.*

M. le docteur Tillot n'étudie, à vrai dire, que deux variétés de douches : la douche ascendante rectale et la douche utéro-vaginale. Mais, comme dit M. Leudet, il le fait avec l'autorité qui lui est propre et il tire de ses observations des conclusions cliniques empreintes du meilleur esprit médical.

La première variété de douches, à Luxeuil,

n'est jamais continue et forcée comme à Saint-Sauveur ; elle est, au contraire, intermittente et graduée, douce et à faible pression.

Quant aux douches utéro-vaginales, M. Tillot, redoutant les effets de la percussion sur l'utérus, ne les utilise guère que sous forme d'irrigations vaginales.

Cette crainte, en effet, qui peut être fondée dans certaines stations et qui l'est dans nombre de cas de la pratique usuelle, en raison des injecteurs plus ou moins puissants qui sont employés, a suscité à M. Martineau l'idée de conseiller une espèce de spéculum en bois ou en caoutchouc durci, percé de trous multiples, que la malade introduit et garde pendant toute la durée d'un bain, ce qui, en définitive, équivaut pour elle à un bain interne prolongé.

J'emploie ce système à Paris depuis plusieurs années et je l'ai employé de même l'année dernière à Châteauneuf ; mais il est juste de dire que cette dernière station, dont les eaux sont excellentes pour le traitement des maladies utérines, est malheureusement privée des plus modestes appareils balnéaires. Quoi qu'il en soit, mes malades se sont trouvées fort bien de ce système de bain.

A Saint-Nectaire-le-Haut, mon honorable confrère et ancien élève, le docteur Gourbeyre, emploie également le tube de M. Martineau, bien que l'établissement du Mont-Cornadore possède une douche utéro-vaginale. Mais, soit que le jet de cette douche se trouve trop puissant, l'intermittence trop saccadée, soit pour toute autre cause, notre confrère a cru devoir préférer l'appareil de M. Martineau à la douche ; ce n'est pas moi, certes, qui l'en blâmerai.

Il n'est pas le seul médecin, du reste, qui, avec M. Tillot, craigne les douches percutantes sur l'utérus ; M. Danjoy à La Bourboule, M. de Ranse à Néris, et particulièrement M. Guyenot à Salins-du-Jura, les proscrivent absolument dans les maladies utérines.

A Saint-Sauveur, M. Caulet conserve dans la pratique thermale la douche utérine percutante, mais il la dirige lui-même et en surveille les effets tant il redoute les conséquences d'une douche utérine laissée à la direction de la malade ou d'une fille de service.

Décrire la douche locale à Saint-Nectaire-le-Bas, ses origines, sa technique, ses divers modes d'emploi, ses effets curatifs et apporter ainsi ma petite pierre à l'édification de la grande question des douches locales, tel est le but de ce modeste travail.

I

ORIGINES DE LA DOUCHE LOCALE

—

M. le docteur Vernière, qui a été vingt-
neuf ans inspecteur à Saint-Nectaire avant
de l'être au Mont-Dore, à une époque par
conséquent où l'inspectorat avait sa raison
d'être, a, dans sa lettre sur les eaux de Saint-
Nectaire publiée en 1852 et rééditée en 1877,
déclaré que dans cette station la douche
locale était employée par lui :

1° Chez les apoplectiques qui ne parais-
saient pas trop excitables. Elle assouplit les
tendons, dit-il, les ligaments, provoque la
sécrétion de la synovie, rend sa souplesse au
tissu cellulaire et réveille l'aptitude motrice.
Pendant ce temps, la résorption des subs-
tances épanchées dans le crâne rend la liberté
aux parties du cerveau dont elles paraly-
saient les fonctions. (Cette opinion est loin
d'être partagée par tous les médecins.)

2° Dans les maladies utérines, cet honorable confrère associait les douches vaginales
avec les bains à une température de 33 à
35 degrés centigrades. De tous les moyens
de traitement employés contre la leucorrhée,
c'est celui qui a toujours donné les meilleurs
résultats. Mais ces douches locales sont ad-
ministrées par un procédé que M. Vernière
croit n'être employé qu'aux eaux de Saint-

Nectaire seulement (*Lettre* 1877, p. 29). Je décrirai ce procédé au paragraphe consacré à la technique. (Voir plus loin.)

Dans quelques cas de maladies cutanées, notre éminent confrère avait encore recours à la douche. Toutes les autres maladies traitées à Saint-Nectaire, affections scrofuleuses, catarrhes de toutes sortes, diarrhées, otorrées, fistules lacrymales, etc., l'étaient à cette époque par les bains tempérés, les lotions, lavages à l'eau minérale et lavements hors du bain.

Si nous remontons plus haut encore, avant la découverte des sources chaudes de Boëtte et du Mont-Cornadore, il n'y avait à Saint-Nectaire que la piscine Mandon, dont l'eau ne s'élevait pas à plus de 32 à 33 degrés Réaumur, comme il appert d'un vieux manuscrit dont j'ai eu la copie dans les mains.

Le grand nombre de guérisons obtenues à cette piscine prouve, pour le dire en passant, que c'est encore plus aux propriétés thérapeutiques de l'eau qu'à sa thermalité qu'il faut demander le succès.

Si, maintenant, par un système approprié, on peut porter le principe médicamenteux sur la partie du corps affectée, surtout lorsque cette partie ne peut être mise en contact avec l'eau du bain, il est clair que l'on aura ainsi un élément de plus dans les chances de guérison. C'est là le secret de la douche locale.

Sous ce dernier rapport, nul n'a plus fait pour la station de Saint-Nectaire que M. le docteur Dumas-Aubergier, son inspecteur actuel. C'est lui qui, dans les maladies des yeux, traitées en grand nombre à Saint-Nectaire, a installé les douches oculaires simples ou filiformes, celles plus fortes données avec l'appareil Follin, et la pulvérisation avec l'appareil Meyer ou celui de Sales-Girons.

La technique de ces douches oculaires, que nous analysons plus loin, a été appliquée au traitement de l'ozène scrofuleux et de l'otorrée et j'ai moi-même en traitement, au moment où j'écris ces lignes, une malade pour un catarrhe de l'oreille moyenne et une autre pour une rhinite eczémateuse ; toutes deux font usage : la première de la douche auriculaire et la seconde de la douche nasale.

Enfin, je signalerai dans les origines de la douche locale à Saint-Nectaire, les douches d'acide carbonique pur, si bien décrites par M. le docteur Thibaud. (*Essai sur les propriétés thérapeutiques de l'acide carbonique*, Paris 1872.) M. Vernière lui-même recommandait le travail de M. le docteur Thibaud. (*Lettre 1877*, p. 55.)

Ce n'est pas qu'en 1872 ces douches ne

fussent déjà établies, soit au Mont-Cornadore, soit à Saint-Nectaire-le-Bas ; mais
c'est en cette année-là qu'on les a mieux
connues et appréciées par suite du travail de
notre confrère.

Quant aux douches mixtes d'eau et de gaz,
elles étaient, comme nous l'avons vu, prati-
quées depuis longtemps à Saint-Nectaire
dans le bain ou hors du bain, non pas
comme une douche ascendante percutante,
mais à l'aide d'une disposition spéciale des
tuyaux d'ajutage, qui paraît ne pas exister
dans d'autres stations, comme nous le ver-
rons tout à l'heure.

Si j'ajoute, à cet aperçu, que Saint-Nectaire-le-Bas, délaissé à tort depuis plusieurs
années pour le Mont-Cornadore, en raison
du peu de confort qui existait alors dans ses
établissements et ses hôtels, et cela malgré
la qualité supérieure de ses eaux, comme il
me sera facile de le prouver, possède depuis
peu de temps un superbe établissement qui
distance de beaucoup, et comme exposition
et comme aménagement, celui de Saint-Nectaire-le-Haut ; si j'ajoute que des hôtels con-
fortables, qui ne le cèdent en rien aux établissements analogues des stations voisines,
ont été construits, j'aurai dit, tout à la fois,
les origines de la douche locale à Saint-Nectaire-le-Bas, et prédit l'avenir qui attend
cette station régénérée, laquelle, comme un

nouveau phénix, est en voie de renaître de
ses cendres.

Il nous reste maintenant à étudier la
technique, les divers modes d'emploi et les
effets curatifs de la douche locale à Saint-
Nectaire-le-Bas.

II

TECHNIQUE DE LA DOUCHE LOCALE
A SAINT-NECTAIRE-LE-BAS

L'état des sources et la disposition des
bains à Saint-Nectaire-le-Bas ont subi de
nombreuses transformations depuis la découverte des sources Boëtte, les écrits de Marcon
(1822-24), ceux de Rigal (1843), de Vernière (1852), les analyses de Lefort (1859),
et, à fortiori, depuis le voyage en Auvergne
de Legrand d'Aussy (1788), un siècle envi-
ron après la première mise en exploitation
des sources par les docteurs Lafont père et
fils, de Besse (1680).

Au commencement de notre siècle, la piscine Mandon seule existait encore à Saint-
Nectaire-le-Bas et c'est en la comblant pour
établir les bains Romains que les fouilles ont
mis à découvert des preuves d'une antiquité
incontestable, d'où est venu sans doute le
nom donné à cet établissement.

Tel qu'il est aujourd'hui, l'établissement des bains Romains, bien qu'encore éloigné des établissements modernes pour le luxe et le confortable, possède deux sources qui alimentent douze cabinets de bains, la plupart à une seule baignoire de pierre, quelques-uns à deux baignoires.

Ces sources sont celles de la Coquille, au rez-de-chaussée, et du Gros-Bouillon, au premier. Leurs analyses ont été faites, je ne les reproduirai pas ici. Leur plus grande variation est dans leur température ; la première, en effet, n'est qu'à 26° 5, tandis que la seconde est à 37° centigrades. Cette dernière est, en outre, surmontée d'une cloche destinée à recueillir le gaz acide carbonique qui y existe en excès, ce qui permet de donner, dans un appareil encore bien primitif, des bains complets de gaz, et surtout, à l'aide de tuyaux appropriés à cet usage, *des douches locales du même gaz.*

Voici la technique de ces douches, qui jouent un grand rôle dans le traitement de certaines affections douloureuses à Saint-Nectaire-le-Bas.

Lorsque la cloche est descendue au fond du réservoir, elle s'emplit de gaz acide carbonique, un tuyau en caoutchouc communique avec l'intérieur de la cloche, le gaz s'y introduit, et, comme ce tuyau traverse le mur de séparation, le gaz vient sortir à son

extrémité libre dans la chambre voisine. A
cette extrémité on adapte une canule percée
de trous multiples, qui permet de diriger la
douche de gaz soit dans le vagin (douche
vagino-utérine), soit dans l'oreille (douche
auriculaire), soit sur la partie malade — hy-
peresthésie cutanée, plaie, névralgie, cancer,
etc. (douche locale variée).

C'est par un moyen analogue que l'on
remplit la baignoire de gaz, on la couvre ensuite d'un couvercle, de sorte que, lorsque
le malade y est plongé, la tête seule sort,
comme dans un bain de vapeur. Ce dernier
remède est peu employé, tandis que la douche locale de gaz l'est souvent.

On reconnaît que le gaz arrive lorsqu'on
entend à l'extrémité du tube un léger bruis-
sement et que, d'ailleurs, l'on sent le courant
de gaz sur une partie découverte, ou le pico-
tement particulier au gaz acide carbonique
au niveau du nez ou des yeux.

Je ne décrirai pas la technique des douches
descendantes dans les cabinets du rez-de-
chaussée. Cela est trop connu. Qu'il me suf-
fise de dire que ces douches sont fournies
par la source du Gros-Bouillon dont l'eau,
après avoir traversé les conduites, a baissé
naturellement de quelques degrés. C'est vers
le centre de la baignoire que se trouve l'ori-
fice de la douche, que l'on peut, du reste,
prolonger par un tube en caoutchouc, si l'on

veut éviter au malade une percussion trop forte. Un médecin qui a exercé près de ces sources donnait, dans quelques cas de susceptibilité trop grande, des douches *sous l'eau* à l'aide de ces tubes de caoutchouc.

La douche locale descendante s'administre donc dans le bain ; mais on peut aussi la prendre hors du bain, dans un cabinet particulier. On emploie alors plus volontiers l'eau de la Coquille, qui sert sous le nom de douche froide et qui, en effet, refroidie dans un réservoir d'attente et par les tuyaux, ne dépasse guère 14 à 16 degrés. C'est donc, à proprement parler, de l'hydrothérapie minérale et on pourrait dire, par analogie, de l'hydrothérapie marine, par suite de la grande quantité de chlorure de sodium (sel marin) contenu dans cette eau (2 gr. 50 par litre). Aussi la réaction se fait-elle jusque dans la douche.

Il n'y a pas de douche ascendante à Saint-Nectaire-le-Bas, pas plus, d'ailleurs, que dans l'établissement du Mont-Cornadore.

Mais ce qui a fait la réputation de Saint-Nectaire dans le traitement des maladies des femmes, c'est la douche utéro-vaginale hydro-carbo-gazeuse. C'est le véritable moyen demandé par M. Durand-Fardel pour modifier l'organe utérin, d'une manière médiate, par une application directe de la balnéation thermale.

Installée d'abord par M. le docteur Vernière à Saint-Nectaire-le-Bas, qui possède
aujourd'hui trois cabinets de douches utéro-
vaginales aux bains Romains et quatre aux
bains Boëtte, la douche hydro-carbo-gazeuse
le fut ensuite à l'établissement du Mont-
Cornadore.

Pour tirer le meilleur parti possible du gaz
acide carbonique par la douche locale,
M. Vernière fit placer, « dans l'œil de la
source qui devait fournir la douche, un tube
de plomb du diamètre de trois centimètres ;
ce tube, de là, s'élevait verticalement à trois
mètres de hauteur et donnait issue librement
à l'eau et au gaz par son ouverture la plus
élevée. Sur le même tuyau, à une hauteur
convenable pour administrer les injections,
s'ajuste transversalement un deuxième tube
muni d'un robinet, son extrémité libre porte
une vis conique, ou mamelonnée, à laquelle
s'adapte une canule en caoutchouc plus ou
moins recourbée et terminée par une olive
percée dans tous les sens. Un second robinet, placé sur le tuyau d'ascension, permet,
suivant son degré d'ouverture, de faire mon-
ter l'eau à la hauteur qu'on veut lui donner.
Cette dernière disposition est très-utile en ce
qu'elle permet, en faisant varier la hauteur
de la colonne, de modifier à volonté la force
d'impulsion communiquée au liquide injecté.
— Ce qui permet d'éviter la percussion. —

Aussitôt qu'on ouvre le robinet du tube à injections, on voit l'eau, vivement projetée dans tous les sens, s'échapper par les trous de l'olive sous forme de mousse blanche et pâlissante. »

D'après l'auteur que je viens de citer, les avantages qui résultent de cette disposition seraient les suivants :

1° L'eau, en sortant immédiatement de l'œil de la source, avant aucun contact avec l'air, avant d'avoir perdu aucun de ses principes, arrive avec la plénitude de ses propriétés ;

2° Projetée sous forme de mousse, elle ne frappe plus les tissus malades avec la même rudesse, chaque goutte de liquide étant une vésicule qui emprunte son élasticité au gaz auquel elle sert d'enveloppe ;

3° Les gaz, en se dégageant en grande quantité par l'effet de leur force d'expansion, ouvrent, dilatent, déplissent tous les replis membraneux du vagin, pénètrent dans la cavité de l'utérus, pour peu que le col ne soit pas oblitéré, se mettent en contact avec toutes ses surfaces ; aucune d'elles n'échappe à ce contact de l'agent médicamenteux. — C'est donc là véritablement une douche utérine.

Majon, cité par M. Vernière, n'avait eu qu'à se louer des fumigations de gaz dans la matrice. Les sujets, même les plus irritables, supportent très-bien nos injections d'eau minérale à l'état de mousse pendant un quart d'heure et même une demi-heure. Sans être jamais douloureuses, ces injections déterminent quelquefois, dès les premières douches, un sentiment de chaleur locale qui ne tarde pas à se dissiper. M. Vernière attribue cette tolérance à l'action anesthésique de l'acide carbonique.

Il est une autre douche locale employée à Saint-Nectaire et dont l'initiative revient presque tout entière à M. le docteur Dumas.

Je ne puis mieux faire, après avoir cité les appareils à douche de Follin, de Meyer, de Sales-Girons, successivement essayés par M. Dumas, que de décrire l'appareil perfectionné dont il s'est servi à Saint-Nectaire depuis 1868 jusqu'à ces dernières années et qu'il a décrit lui-même page 199 de son livre, déjà cité, où il donne une figure de cet instrument construit par Charrière.

« Il diffère, dit-il, de l'appareil Meyer, en ce que le corps de pompe est d'un volume beaucoup plus considérable et peut contenir une quantité plus ou moins grande de liquide à pulvériser. Je ne suis donc plus, ajoute-t-il, obligé de remplir l'appareil plusieurs fois pour le même malade. Economie de temps et chances moins grandes de détériorer l'appareil qui peut se fixer solidement par un écrou supportant un pied assez élevé

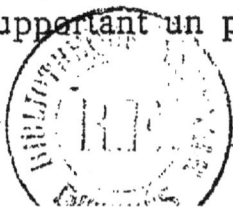

au-dessus de la table avec laquelle il fait corps pour ainsi dire. On peut aussi changer la direction de l'appareil.

» Cette solidité d'appui permet d'imprimer une force plus grande à la manivelle sans avoir besoin de changer la direction de la douche. Cette direction peut se faire à volonté dans tel ou tel sens à l'aide d'un tube en métal flexible dont le diamètre est très-étroit et dont les parois présentent une certaine épaisseur.

» ..... L'appareil est muni d'un robinet à double effet, qui permet d'aller puiser l'eau minérale à l'aide d'un tube en caoutchouc dit tube aspirateur sans avoir à remettre chaque fois le tube flexible qui finirait par se rompre à la suite de changements réitérés.

» Le corps de pompe rempli, le robinet n'est plus ouvert du côté du liquide à aspirer, mais bien du côté du tube flexible que l'on dirige selon qu'il est besoin. Grâce à une disposition spéciale, on peut aspirer l'eau minérale, comme on le ferait avec une pompe ordinaire, dans un temps relativement très-minime. »

Aujourd'hui, l'appareil de M. le docteur Dumas est abandonné à Saint-Nectaire-le-Bas. Depuis la construction du nouvel établissement thermal, on a fait installer dans ce splendide bâtiment, qui contient les sources Boëtte, deux des appareils spéciaux de

G. Charles, de Paris, qui remplacent avantageusement celui de M. Dumas, et M. Gourbeyre m'a fait voir dans une salle spéciale du
Mont-Cornadore plusieurs appareils analogues pour les douches oculaires et la pulvérisation.

Avec l'appareil de G. Charles, on donne,
à Saint-Nectaire-le-Bas, la douche locale
oculaire filiforme ou bien avec le tamis ou la
palette suivant qu'on veut produire une pulvérisation plus ou moins fine. Le même appareil sert aussi, en variant le bout terminal
et le surmontant de petite canule de
caoutchouc appropriée, pour les douches au-
riculaires, pour les douches nasales dans le
traitement du coryza chronique, de même
qu'on pourrait l'utiliser pour les douches et
les inhalations pharyngiennes. Le jet de
l'appareil est horizontal ou oblique à la volonté, selon l'inclinaison donnée à l'articula-
tion du robinet. Il agit directement par suite
d'une forte pression, ou il se divise sur un
disque de toile métallique interposé entre le
robinet et l'organe soumis au traitement.
Lorsqu'on veut obtenir une pulvérisation
plus fine et éviter l'encrassement du tamis
métallique par des dépôts minéraux, l'on
dirige l'appareil en sens inverse et le jet va
se briser sur une palette de métal qui réper-
cute le liquide en gouttelettes d'une grande
ténuité.

On n'emploie pas le tambour pulvérisateur
à Saint-Nectaire.

Les ajutages peuvent d'ailleurs se modifier selon la nature de la douche et l'affection
à traiter.

L'appareil, qui s'installe sur une table à
quatre pieds ou sur une console scellée au
mur, comprend : une colonne articulée, disque, brise-jet, support avec glissière, porte-
jet, gerbes, canule, clés de serrage et épin-
glette pour dégager les jets qui s'obstruent à
l'usage par les dépôts calcaires de l'eau minérale.

A mon arrivée à la station, tous ces appareils m'ont été soumis et Mlle Tailhardat, la
directrice, aussi zélée qu'intelligente, qui a
été longtemps aussi employée à Royat, les a
fait fonctionner devant moi afin que je pusse
me rendre compte de leur état, et je dois dé-
clarer que tout marche avec la plus parfaite
régularité.

Telle est la technique de la douche locale
à Saint-Nectaire-le-Bas.

III

DES DIVERS MODES D'EMPLOI DE LA DOUCHE LOCALE.

—

D'après ce que nous avons vu précédemment, nous pouvons résumer ainsi qu'il suit les différents modes d'emploi de la douche locale à Saint-Nectaire-le-Bas :

1° Douche descendante. { En jet { sans tube.
                                   { avec tube
                        { En pluie.

2° Douche vagino-utérine { Carbo-gazeuse.
   (sans percussion)   { Hydro-carbo-gazeuse.

3° Douche oculaire. . { Filiforme faible.
                      { Pulvérisée { au tamis.
                                   { à la palette.

4° Douche auriculaire. — Filiforme modérée.

5° Douche nasale. . . . { Filiforme modérée.
                        { Pulvérisée.

6° Douche cutanée. — Filiforme modérée.

7° Douche filiforme à forte pression. - *Aquapuncture.*

———

Indications. — 1° La douche descendante en jet est employée dans les rhumatismes, les arthrites, douleurs fixes, névralgies, avec ou sans tube de caoutchouc suivant que le médecin désire une percussion plus ou moins forte.

Dans les cas où la sensibilité est trop grande, on emploie la douche en pluie qui, souvent, habitue peu à peu le malade à recevoir la douche en jet.

On donne aussi la douche en pluie dans certains cas de douleurs profuses et variées, de rhumatismes viscéraux et chaque fois, en un mot, qu'on veut obtenir un effet général plutôt que local.

Contre les divers rhumatismes, on se sert des sources les plus chaudes des bains Boëtte pour alimenter la douche ; contre l'anémie ou la chlorose, au contraire, on emploie les sources à plus basse température des bains Romains (la Coquille). La douche, dite froide, de cet établissement, occupe un cabinet spécial, alors que les autres cabinets sont pourvus de douches chaudes:

Tous les divers appareils d'une hydrothérapie complète sont prêts à être montés au grand établissement ; la salle de douche, le vestiaire sont préparés ; on n'attend qu'une occasion propice pour compléter l'installation. Cet établissement possède en outre une piscine très-creuse, alimentée par une source spéciale, dans laquelle on peut facilement nager ; mais je n'ai pas à la décrire dans cette étude.

2° Douche vagino-utérine (sans percussion).

L'explication donnée à la technique fait

voir que cette douche est bien utérine en raison de la pénétration du gaz dans l'organe gestateur et qu'elle n'est pas percutante.

Cette douche s'emploie surtout dans les affections utéro-vaginales et elle est, d'après M. Vernière, spéciale à Saint-Nectaire.

La douche de gaz seule existe aux bains Romains ; on la réserve pour quelques métrites douloureuses, pour la dysménorrhée, le vaginisme, les algies de l'ovaire ; on l'emploie aussi avec avantage pour calmer les douleurs du cancer utérin, le prurit des organes internes ou externes de la génération. Dans ce dernier cas, la douche carbo-gazeuse est appliquée à l'extérieur seulement. Il en est de même pour les polypes douloureux de l'urèthre et certaines affections cutanées. Ses effets sont à peu près nuls dans les douleurs névralgiques ou rhumatismales.

Mais, dans le même établissement, ainsi qu'aux grands bains Boëtte, existent les douches *hydro-carbo-gazeuses*, dont les applications sont beaucoup plus nombreuses.

Cette dernière douche existe également à Saint-Nectaire-le-Haut. Ses indications, outre les diverses affections ci-dessus, dans lesquelles les douches carbo-gazeuses simples et les douches hydro-carbo-gazeuses peuvent être les unes et les autres employées, comprennent tous les cas de maladies utéro-vaginales, en particulier les catarrhes divers de ces organes, la leucorrhée, la vaginite simple ou virulente, les granulations du col et du vagin, les ulcérations, érosions desquamatives, les fongosités utérines et cervicales, etc. De plus, elles régularisent la menstruation, elles guérissent l'aménorrhée si en même temps on emploie un traitement général ; chose qui paraît contradictoire, elles font disparaître les métrorrhagies, ce qui s'explique par la guérison de l'affection qui les produisent ; enfin, on les a employées avec succès, dit-on, dans certains cas de myômes sous-muqueux et jusque dans les polypes du col dits intermittents, mais je ne croirai, dans ces cas, à leur efficacité, que lorsque j'aurai constaté le fait par mes propres yeux.

3° Douches oculaire, auriculaire et nasale.

M. Dumas, sous l'inspiration de M. le docteur Gagnon, de Clermont, s'est servi avantageusement de la douche oculaire filiforme ou pulvérisée avec l'eau chlorurée sodique gazeuse de Saint-Nectaire contre certaines ophthalmies scrofuleuses, la tumeur lacrymale, les blépharites, conjonctivites, kératites et granulations palpébrales qui les engendrent, les ulcérations, opacités de la cornée, etc.

Concurremment, il administre un traitement thermal général consistant en bains, douches révulsives sur la colonne vertébrale et les membres inférieurs. Le soir, il ajoute des bains de pieds de cinq à six minutes avec de l'eau à température élevée.

Le même traitement s'emploie dans les affections de l'oreille, otites, otorrhées, catarrhes, carie des osselets, destruction de la membrane du tympan, eczéma du conduit auditif, etc.

De même pour le catarrhe nasal traité au Mont-Dore par M. Emond, le coryza ulcéreux, l'ozène scrofuleux ou syphilitique.

Quelquefois, au lieu d'une simple douche, on emploie l'irrigation avec un courant plus fort et surtout plus abondant, comme la pratiquent MM. Gailleton, de Lyon ; Duplay, de Paris, et notre honoré président, le docteur Constantin Paul.

Les formes scrofuleuses et arthritiques de la maladie se trouveront bien des eaux de Saint-Nectaire. La forme herpétique, au contraire, réclamera des eaux sulfureuses comme adjuvant du traitement général. (Dr Caulet, de Saint-Sauveur.) Le catarrhe nasal scrofuleux guérira mieux à Saint-Nectaire qu'au Mont-Dore, et le catarrhe arthritique pourra se traiter avec chances égales dans les deux stations.

Jamais, depuis 1869 que ce traitement est en vigueur à Saint-Nectaire, les médecins de

cette station n'ont signalé les accidents attri-
bués à la douche nasale par MM. Emond
et Danjoy.

Peut-être pourrait-on se servir, à Saint-
Nectaire, des inhalations de gaz acide carbonique, comme M. le docteur Durand-Fardel l'a fait, avec succès, à Vichy.

Du reste, je me propose de reprendre ulté-
rieurement la question des indications et
des contre-indications de la douche nasale et
de son diagnostic étiologique.

6° La douche locale filiforme ou pulvérisée a aussi été employée par M. Dumas
contre certaines affections de la peau. Dans
ces cas, la durée de la douche est de deux à
cinq minutes au début, donnée deux à
trois fois par jour et prolongée pendant
vingt à trente jours. (Dumas, *loc. cit.*,
p. 193.)

7° Enfin, le même auteur a signalé l'*aquapuncture*, comme la pratiquait M. de Laurès
à Néris, pour le traitement des névralgies
rebelles à la douche ordinaire.

IV

EFFETS CURATIFS DES DOUCHES LOCALES

—

Je ne rapporterai pas d'observations qui prolongeraient inutilement ce travail et que d'ailleurs je n'ai encore réunies qu'en petit nombre pour ma pratique personnelle à Saint-Nectaire.

Je pourrais, il est vrai, emprunter aux confrères qui m'ont précédé dans la station le résultat de leurs publications.

Je me contenterai de citer, à propos des effets curatifs de la douche, l'observation d'une jeune fille de vingt-deux ans rapportée par M. Vernière (*Lettre 1877*, p. 56). Cette demoiselle, venue à Saint-Nectaire pour une chlorose, était atteinte d'un cancer de la rétine extraordinairement douloureux et compliqué d'un chémosis ; elle vit en moins d'un quart d'heure la douleur disparaître et le chémosis s'affaisser par l'emploi de la douche d'acide carbonique pur.

Dans un cas de paralysie symptomatique d'une affection de la moëlle, rapportée par le docteur Basset (*1re an. à Saint-Nectaire*, p. 43), un malade de quarante-cinq ans prit avec ses bains des douches en pluie qui améliorèrent sa situation. Dans un autre cas de paralysie hystérique (p. 47), une jeune fille déjà améliorée par les bains à 34° vit sa maladie pour ainsi dire disparaître lorsqu'on eut ajouté à son traitement des douches sur les reins et les cuisses de cinq à dix minutes par jour.

Toujours, dans ces cas, notre confrère employait la douche en même temps que le bain, mais il est difficile de distinguer dans le résultat, ce qui revient aux bains et ce qui revient à la douche.

Du reste, dans le rhumatisme et surtout dans l'arthrite rhumatismale, la douche est toujours employée et il est rare qu'elle n'ait pas procuré de soulagement, plus rare encore qu'elle ait ramené des douleurs au point d'être forcé de suspendre son emploi.

Pour ce qui est de la douche *vagino-utérine* carbo-gazeuse ou hydro-carbo-gazeuse, le docteur Basset signale, dans son livre cité plus haut, 11 cas de maladies utérines traitées par ce moyen.

Sur ces 11 cas, 6 fois la constitution était bonne; 5 fois elle était faible.

Chez 5 de ces femmes, la maladie avait succédé à des couches plus ou moins pénibles.

3 fois il existait une inflammation chronique du col utérin avec ramollissement (état fongueux).

3 fois il y avait inflammation chronique avec induration.

Dans 2 de ces 3 cas, l'inflammation s'accompagnait d'ulcération.

Enfin chez une de ces femmes il y avait des granulations.

Cinq fois les règles avaient conservé leur régularité, mais s'accompagnaient de dysménorrhée.

Six fois, au contraire, la dysménorrhée accompagnait des menstrues irrégulières.

Chez toutes ces malades, il y avait écoulement leucorrhéique abondant.

De plus, chez la plupart, il y avait anémie en rapport avec l'intensité de l'affection locale.

Chez ces 11 malades, le traitement employé fut :

Bains entiers 28 à 30° centigrades ;

Injections d'abord avec l'eau de la source du bain ;

Douches hydro-carbo-gazeuses. (Source Pauline.) *Cette source n'est plus exploitée.*

Chez toutes, la leucorrhée s'arrêta rapidement.

3 malades avaient pris moins de 15 bains.

3	—	—	15 bains.
1	—	—	18 —
4	—	—	21 —

Chez toutes, le col avait notablement diminué de volume ; chez deux, les ulcérations s'étaient complètement cicatrisées et avaient beaucoup diminué chez une troisième. Toutes les autres avaient éprouvé beaucoup de soulagement.

Enfin, quant aux douches filiformes et à la pulvérisation, M. le docteur Dumas rapporte huit observations de maladies des yeux, savoir :

1 blépharite ciliaire améliorée ;

1 blépharite chronique améliorée ;

1 kérato-conjonctivite ulcéreuse double, — guérison complète ;

1 kératite panniforme avec ulcération, — guérison complète ;

1 conjonctivite granuleuse, — améliorée ;

1 cas de granulations avec kératite, — guérison ;

1 kératite ulcéreuse, — guérison complète.

1 cas de pannus avec leucoma, — notablement amélioré.

Tels sont en raccourci, l'origine, la technique, l'emploi et les effets de la douche locale à Saint-Nectaire-le-Bas.

Si, dans cette station, la douche descendante ne présente rien de particulier, on verra du moins que la douche filiforme et la pulvérisation ont permis d'approprier les propriétés antiscrofuleuses de ses eaux à une foule d'affections locales.

Mais c'est surtout sur l'emploi des douches carbo-gazeuse et hydro-carbo-gazeuse,
appliquées aux nombreuses affections de
l'utérus et du vagin, que j'appelle en termi-
nant l'attention de tous mes confrères de
Paris et de toute la France. Beaucoup d'entre eux font trop souvent prendre à leurs
malades le chemin de l'Allemagne alors
qu'ils ont dans la région centrale de notre
patrie, à Saint-Nectaire-le-Bas, dans un pays
pittoresque, une station qui a été comparée
à Ems et à Carlsbad, dans laquelle la vie
est à bon marché, l'installation suffisante,
et qui leur promet, en outre, une guérison
assurée par des procédés non douloureux,
exempts de danger et qui ne sont employés,
dit M. Vernière, que dans cette station thermale.

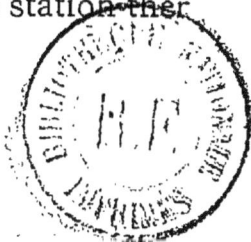

Clermont-Ferrand, imprimerie Mont-Louis.

GRAND ÉTABLISSEMENT THERMAL

De Saint-Nectaire-le-Bas

SOURCES BOËTTE ET SAINTE-CÉZAIRE

Nombreux cabinets de bains, Douche descendante et Douches
locales variées. Piscine et Hydrothérapie.

Rhumatismes, Sciatiques, Phlébites, Gastro-entérites, Affections
scrofuleuses des os et des articulations. Maladies du nez, des
oreilles et des yeux.

~~~~~~

BAINS ROMAINS A SAINT-NECTAIRE-LE-BAS

Sources de la Coquille et du Gros-Bouillon

Cabinets de Bains et de Douches. Douches et Bains de gaz
acide carbonique.

Anémie, Chlorose, Dysménorrhée, Maladies des femmes.

*S'adresser pour les renseignements à M. BOETTE,
ou à M*me* VAUZY, propriétaires des Etablissements
thermaux de St-Nectaire-le-Bas (Puy-de-Dôme).*

HOTEL DE PARIS. — MANDON

CHANDÈZE-SERRE, successeur

Hôtel de premier ordre à proximité des Bains Romains
et du Grand Etablissement.

Recommandé aux familles par son confortable, sa bonne tenue
et son excellente cuisine. — Prix modérés.

~~~~~~~~~~~~~

HOTEL BAUGER-MAZUEL & GRAND HOTEL DES THERMES

à Saint-Nectaire-le-Bas

Tenus par M. et Mme BAUGER

Table d'hôte, salon, vie de famille.
Omnibus tous les jours pour le chemin de fer.
Break et ânes pour la promenade.

=•=

www.ingramcontent.com/pod-product-compliance
Lightning Source LLC
Chambersburg PA
CBHW060452210326
41520CB00015B/3920